MÉMOIRE

SUR LA

DÉGÉNÉRESCENCE HYDATIQUE ET HYDATIFORME

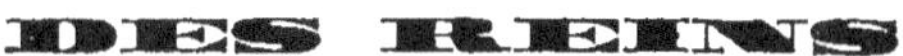

CHEZ LE FOETUS.

LYON. — IMPRIMERIE DE C. REY Jeune et Cie,
Place St-Jean, 6.

MÉMOIRE

SUR LA

DÉGÉNÉRESCENCE HYDATIQUE ET HYDATIFORME

DES REINS

CHEZ LE FŒTUS,

Par

Antoine Bouchacourt.

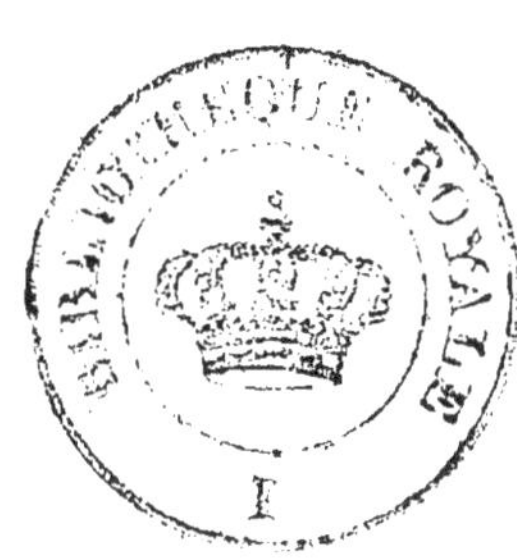

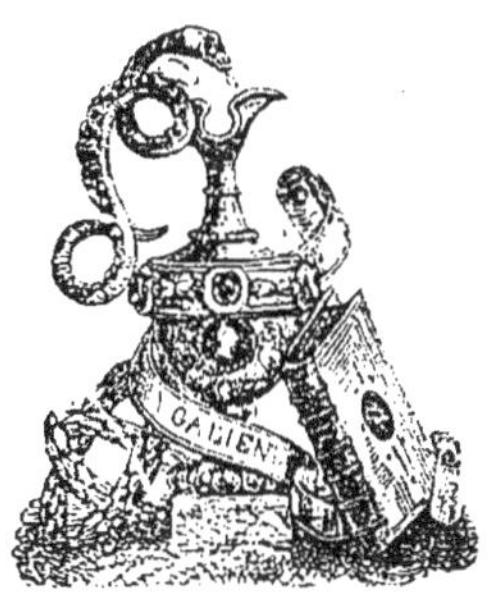

A Lyon,

CHEZ **CH.les SAVY JEUNE**, LIBRAIRE,

Quai des Célestins, 48.

—

1844.

MÉMOIRE

SUR LA

DÉGÉNÉRESCENCE HÉPATIQUE ET HÉPATIFORME

DES REINS

CHEZ LE FŒTUS,

PAR

Antoine Bouchacourt.

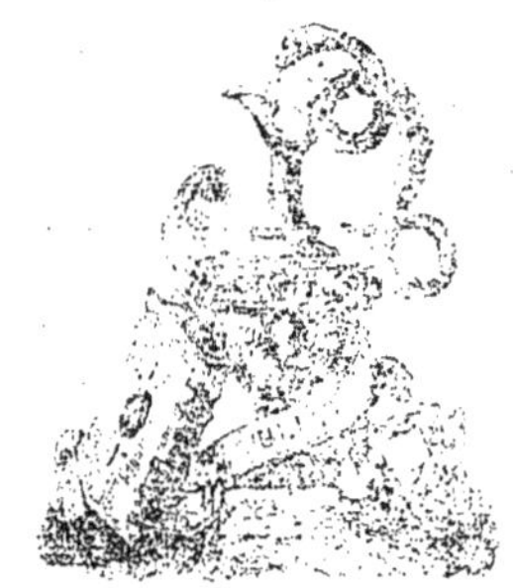 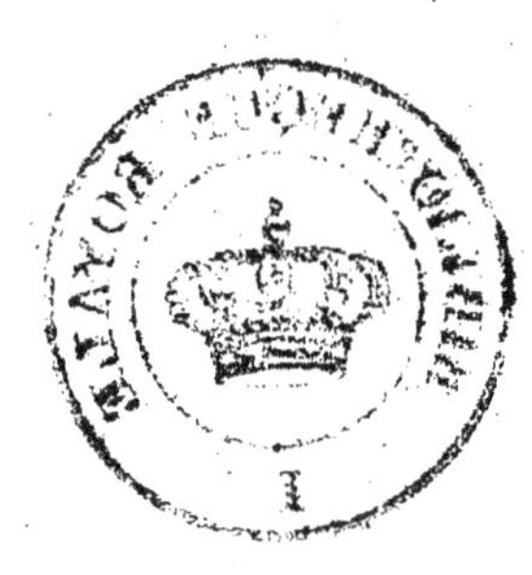

À Lyon,

Chez CH.les SAVY Jeune, Libraire,

Quai des Célestins, 18.

1861.

MÉMOIRE

SUR LA

DÉGÉNÉRESCENCE HYDATIQUE ET HYDATIFORME

DES REINS

CHEZ LE FOETUS.

> « On a trouvé quelquefois le tissu cellu-
> laire qui entoure les reins rempli d'hyda-
> tides nombreuses. Ces hydatides peuvent être
> formées dans le tissu même des reins, et
> avoir des parois plus ou moins épaisses et
> plus ou moins amples ; j'en ai vu qui au-
> raient pu contenir un œuf de pigeon, et
> même de plus grandes encore. »
>
> Portal, *Anat. Médic.*, t. V, p. 388.

Bien que l'expression de dégénérescence ne doive pas être conservée dans une nomenclature anatomico-pathologique exacte, je la rappelle cependant, au commencement et dans le cours de ce travail, parce qu'elle ne préjuge rien comme terme général. Le rein semble transformé, dégénéré en tumeurs hydatiques ou hydatiformes, sans qu'on veuille dire que ses éléments organiques se soient réellement modifiés dans leur nature. Il ne s'agit que de la forme extérieure ; car si les produits de formation nouvelle ont altéré la structure primitive au point de la rendre méconnaissable, le tissu rénal existe encore, ou s'il a presque entièrement disparu, c'est qu'il a été refoulé, et plus tard en partie absorbé sous l'influence de la compression. Je tenais à faire ces réserves dans les premières lignes de ce Mémoire, et à ne pas formuler une hérésie anatomique.

Deux ordres d'altérations me paraissent avoir été compris sous le nom d'*hydatides* du rein ou *hydropisie rénale*. Dans l'un, il s'agit d'un arrêt de développement des parois vésiculaires, produit par la compression atrophique qui résulte d'une oblitération de l'uretère; dans l'autre, ce sont de vraies hydatides qui se sont développées dans le tissu rénal lui-même : ce sont des hydatides comme celles du foie, de la rate, comme celles du poumon et du cerveau. De là, dans ce dernier cas, isolement de la lésion des reins d'avec tout autre vice de conformation ou arrêt de développement organique, et au contraire, dans le premier exemple, coéxistence presque nécessaire de cette altération et d'autres vices de conformation.

Est-il nécessaire de rappeler que les reins qui apparaissent après les capsules surrénales, c'est-à-dire entre deux à trois mois, sont primitivement composés d'un nombre plus ou moins considérable de lobules creux qui communiquent assez largement entr'eux, et sont réunis par un tissu lâche et assez facile à séparer ? Le rein a donc primitivement la structure vésiculaire, comme le foie, le pancréas, comme toutes les glandes. Bientôt ces vésicules se rapprochent plus intimement, se confondent en quelque sorte les unes dans les autres et deviennent moins nombreuses ; leur ouverture de communication est moins large, et bientôt elles n'offrent plus qu'un pertuis assez étroit qui s'ouvre dans un réservoir commun, le bassinet

Pendant que s'opère cette union plus intime des lobules du rein, la substance corticale se forme peu à peu ; elle est assez prononcée à six mois. Ces lobules secrétent à leur intérieur, et de très bonne heure, un fluide blanc et séreux qui les distend, et s'en trouve expulsé à mesure que la substance corticale, venant à se former, l'épaisseur de la paroi du lobule augmente à proportion que sa cavité diminue ; alors il est probable que ce fluide, toujours secrété, découle dans le bassinet, et de là dans l'uretère et la vessie.

Si l'uretère offre une interruption ou une oblitération de son canal. Ce fluide séjourne dans le lobule, le distend, l'entretient à l'état vésiculeux, s'oppose au libre développement de la substance corticale, et au lieu d'un rein, » on trouve, dit Billard, à l'ouverture du cadavre, une » masse plus ou moins grosse de vésicules transparentes, » irrégulièrement agglomérées les unes avec les autres, » communiquant plus ou moins directement avec le bas- » sinet et constituant une véritable hydropisie enkystée » chez le nouveau-né. (Billard, *Maladies des enfants* » *nouveaux-nés*, pag. 451.) » N'y a-t-il pas de l'analogie entre ce qu'on observe alors et cette dilatation avec atrophie du tissu des reins, qui se voit chez les malades atteints depuis long-temps d'hypertrophie de la prostate, de rétrécissement urétral, ou de quelque autre obstacle à l'excrétion urinaire ? Dans un cas pas plus que dans l'autre, la maladie du rein ne saurait être considérée comme primitive ; elle est tout-à-fait liée dans son développement et sa persistance à l'action d'une cause en quelque sorte mécanique, le plus souvent impossible ou fort difficile à éloigner.

La cinquante-troisième observation de Billard, (loc. cit., pag. 451), va nous offrir l'exemple remarquable d'un vice de conformation du rein, coïncidant avec l'oblitération de l'urètre.

Observation I.—Jules Martin, âgé de quatre jours, entré le 23 février à l'infirmerie, est fort; il a les téguments très colorés. porte à la région lombaire une tumeur arrondie, molle au toucher, offrant à son centre une excoriation rougeâtre, et à sa circonférence un bourrelet dur, rouge et inégal. L'enfant reste à l'infirmerie pendant un mois; durant ce temps il maigrit et s'étiole insensiblement; il a le dévoiement et des vomissements abondants; son cri est toujours faible et sa circulation très lente. Enfin il meurt le 21 mars. On trouve à l'ouverture un épanchement considérable de sérosité dans les ventricules latéraux, le long du rachis, et dans la tumeur qui existait à la région lombaire, au niveau d'un écartement des apophyses épineuses des dernières vertèbres lombaires et des premières sacrées. L'appareil digestif n'offrait rien de remarquable, mais l'appareil urinaire présentait la disposition suivante :

Le rein gauche consistait en une masse grosse comme un œuf d'oie, de lobules semi-transparents, irrégulièrement agglomérés et qui formaient autant de petits kystes remplis d'un liquide blanc et inodore. Ces kystes communiquaient tous entr'eux; les plus voisins du bassinet s'ouvraient dans ce réservoir, qui lui-même était rempli d'un fluide semblable au précédent. Le rein n'offrait aucune trace de sa texture naturelle; cependant vers sa scissure, on remarquait une couche assez épaisse et comme condensée. C'est dans ce tissu que venaient se terminer, en s'oblitérant, la veine et l'artère rénales. J'ai cherché vainement la connexion de l'uretère avec le bassinet; celui-ci formant un véritable cul-de-sac sans débouché. L'uretère était bien développé près de la vessie où il s'ouvrait comme à l'ordinaire ; mais en remontant vers le rein, on le voyait dégénérer en deux petits cordons très-minces, bifurqués et nullement perforés, et près du bassinet ces filaments se multipliaient et s'appliquaient au rein en forme de patte d'oie.

Le rein droit était plus développé qu'à l'ordinaire ; la vessie, très peu dilatée, contenait de l'urine trouble dans laquelle se trouvait une grande quantité de petits graviers fins comme du sable ; les poumons étaient un peu gorgés de sang ; les ouvertures fœtales oblitérées.

Cette hydropisie enkystée du rein, si l'on peut ainsi appeler ce mode d'altération, était surtout remarquable par sa coexistence avec l'oblitération et l'imperfection de l'uretère. Elle offre l'exemple d'un double vice de conformation de l'appareil urinaire, mais l'un semble être le résultat de l'autre ; il est permis de penser, en effet, que l'hydropisie du rein a été le résultat du séjour obligé du fluide qui ne pouvait s'écouler ni par le bassinet, ni par l'uretère. Je ferai remarquer l'atrophie, ou l'arrêt de développement porté à tel degré que le rein n'offrait aucune trace de sa texture naturelle, si ce n'est vers la scissure où l'on retrouvait une couche de tissu cellulaire assez épaisse et comme condensée. N'oublions pas la coïncidence d'un spina-bifida avec l'altération du rein gauche, c'est-à-dire l'existence simultanée de deux arrêts de développement, portant l'un sur les enveloppes du système nerveux central, l'autre sur un organe sécréteur qui se trouve assez intimement lié dans ses fonctions avec la moëlle épinière.

Observation II. — Chez un autre enfant né à terme (observ. 54), Billard constata l'absence de l'orifice interne

BIBLIOTHÈQUE

de l'uretère ; ce canal , long d'un demi-pouce seulement,
allait en se rétrécissant graduellement à partir du sommet
de la verge , et finissait par ne plus consister qu'en un
filament allongé, étroit et perdu pour ainsi dire dans le
tissu cellulaire du périnée. Les uretères s'ouvraient parfaitement bien dans la vessie , leur diamètre était large ,
et ils se rendaient en s'élargissant insensiblement jusqu'au
rein, qui de chaque côté était à peu près gros comme un
œuf de poule, et offrait la même structure lobuleuse que
dans le cas précédent. Cependant les lobules étaient moins
gros, moins transparents, et se trouvaient en partie recou-
verts de substance corticale, mais les calices et le bassinet
étaient beaucoup plus larges, et plus distendus qu'ils
n'ont coutume de l'être. Un fluide blanc et inodore remplissait les lobules vésiculeux qui communiquaient tous
ensemble et s'ouvraient dans le bassinet ; l'ouraque ne
consistait qu'en un très-petit conduit oblitéré.

Il n'y avait pas d'anus, et le rectum, aminci à l'intérieur,
offrait un cul de sac complet et bien adhérent à la vessie.
Les autres organes ne présentaient rien de remarquable
La vessie énormément développée, remplissait presque
toute la cavité abdominale, les circonvolutions intestinales
étaient refoulées en arrière et en haut.

L'oblitération de l'urètre, comme l'arrêt de développement de l'uretère dans la précédente observation, semblait
chez cet enfant avoir causé l'hydropisie de la vessie,
et celle-ci l'hydropisie des reins, dont le développement
normal avait été entravé ou même suspendu. Leur altération était moins profonde que dans la première observation parce qu'elle était plus secondaire, et qu'avant la
dilatation des bassinets, des calices et de la substance
rénale elle-même, la vessie avait prêté et arrêté d'autant
la dilatation atrophique de la glande.

On pourrait arguer de ces deux faits en faveur de l'opinion qui admet que les excrétions du fœtus, au moins celles des voies urinaires sont, dans l'état normal, rejetées hors du corps, et probablement déposées dans les eaux de l'amnios, puisque lorsqu'il survient un obstacle au cours de ce fluide, il reflue dans ses réservoirs, et les distend outre mesure, ainsi que cela s'observe chez les adultes qui sont affectés de rétrécissement de l'urètre ou de paralysie de la vessie. Il serait cependant permis de supposer que l'irritation aiguë ou chronique sous l'influence de laquelle ces conduits muqueux se sont oblitérés, a pu tout aussi bien déterminer une hypersécrétion de liquide, comme une autre phlegmasie affectant, par exemple, l'utérus pour les membranes muqueuses, ou le péritoine, la plèvre pour les séreuses. Les éléments nous manquent pour discuter ces opinions contradictoires que je me contente de laisser en présence.

Observation III. — **M.** Rayer a donné, dans l'atlas de son bel ouvrage sur les maladies des reins (8e livraison, planche xxvi, fig. 4), la figure d'un cas remarquable d'atrophie et de dégénérescence enkystée du rein chez un nouveau-né. En dehors de la petite masse formée par l'agglomération des kystes, on voit une poche conique, qui n'est autre chose que le bassinet et le commencement de l'uretère dilatés par suite d'un obstacle au cours de l'urine. Le rein du côté opposé était sain.

Il y avait atrophie totale de la glande, envahie par la dégénérescence hydatiforme, sans dilatation, ni formation d'une tumeur considérable remplissant en partie la cavité abdominale, comme dans les autres observations, et notamment celle qui va suivre. Dès lors, on comprend que si cette altération, en supposant que le sujet eût vécu, eût exercé de l'influence sur ces fonctions secrétoires, l'accouchement n'en aurait certainement pas été rendu plus difficile, comme on le verra dans les faits de la seconde catégorie dont il sera question plus loin.

Je dois à l'obligeance d'un élève distingué de M. Rayer, M. Bureau, de Lyon, la connaissance d'un autre fait dont l'histoire a été recueillie dans le service de M. Rayer, en 1836. Le sujet de son observation était âgé de 17 ans ; cependant tout porte à penser que la maladie était congénitale.

Observation IV. — Hydronéphrose double. — Vice de conformation des uretères. — Mort. — Autopsie.

François Stand, âgé de 17 ans, cartier, d'une constitution chétive, ne paraît pas avoir plus de douze à treize ans ; il est rachitique, ses jambes sont courbées en X ; il est blond et d'un tempérament lymphatique. Son enfance a toujours été maladive, bien qu'il n'ait présenté aucune affection particulière, si ce n'est il y a sept ans. Alors il éprouva une forte douleur dans la région rénale gauche, accompagnée de crises nerveuses et de vomissements. Jamais il n'a rendu de gravier avec les urines, et leur excrétion n'a jamais été ni douloureuse ni suspendue un seul instant. Depuis lors, à plusieurs reprises, les mêmes crises se sont manifestées ; mais il y a deux ans, une plus violente survint, pendant laquelle il urina du sang noir, et eut des vomissements durant trois jours. Jamais il n'a rien éprouvé du côté du rein gauche.

Le 11 janvier 1836 ; le ventre du malade est arrondi, plus volumineux qu'à l'état normal, le flanc gauche plus saillant ; la région lombaire du même côté au lieu de présenter un enfoncement léger est bombée très sensiblement ;

matité, sensation de fluctuation dans le même point. La pression n'y éveille pas de douleur, la région lombaire droite n'attire pas l'attention L'urine est aqueuse, presque incolore et insipide. ·

Le 21, sans cause appréciable, rétention d'urine; la vessie remonte jusqu'à l'ombilic; la sonde la vide complètement; pendant cinq jours cette rétention persiste, et à dater du deuxième jour, le malade tombe rapidement dans une espèce d'agonie. Altération profonde des traits, affaissement, écume à la bouche, pupilles très dilatées, pouls à 112, très-faible, le malade n'accuse pas de douleurs dans le ventre ; on trouve que la distension de la région lombaire gauche a sensiblement diminué. Cependant aucun symptôme de péritonite n'indique que la poche se soit ouverte dans l'abdomen, deux jours après, mort.

Autopsie. — Le péritoine ne présente pas de traces d'inflammation ; il ne contient pas de liquide. Les intestins sont à l'état normal, mais déviés de leur position naturelle par les tumeurs sous-jacentes. Après les avoir enlevées, on découvre deux tumeurs, l'une beaucoup plus grosse, siégeant dans le flanc gauche, l'autre plus petite dans le flanc droit, venant à leur rencontre sur la ligne médiane ; on reconnaît facilement à la position et à la forme de ces deux masses qu'elles sont formées par les reins dégénérés.

L'aspect exterieur du rein gauche représente un gros cœcum qui serait distendu par de l'air, allongé d'un tiers, ayant sa concavité dirigée vers la colonne vertébrale, s'abouchant avec une vessie remplie d'urine. Cette grande poche membraneuse est couverte de nombreuses bosselures représentant les différents lobules dont se compose

le rein; dans quelques points elle est très amincie, dans
d'autres on retrouve des vestiges du tissu rénal qui a
échappé à l'absorption. La partie supérieure est surmon-
tée par la capsule surrénale qui est aplatie et n'offre rien
de remarquable.

La seconde poche, le bassinet est également distendu
par du liquide, la membrane est également blanchâtre à
l'extérieur, mais d'un blanc plus mat; elle est partout
uniforme, sans bosselure; son tissu semble être devenu
plus solide, plus serré. Au bas de la tumeur on voit l'uretère qui n'a point changé et qui paraît à l'état normal.
Cependant on voit avec quelque attention, et en injectant
un liquide de bas en haut, que l'uretère, après avoir ser-
penté dans l'espace d'un pouce sous la membrane interne,
pénètre dans la poche rénale, par une ouverture d'une
ligne environ d'étendue, tout à fait semblable à une valvule
veineuse, l'eau y arrive par un jet petit et contourné;
lorsqu'au contraire on verse de l'eau dans l'intérieur de la
poche, elle y reste, et ne s'échappe point par l'uretère.

Le rein droit est de moitié moins volumineux que
l'autre; du reste les mêmes lésions organiques s'y rencon-
trent. L'uretère présente vers son orifice supérieur un
petit coude avec étranglement qui gêne la marche du
liquide dans son intérieur; mais qui ne l'arrête point
tout à fait quand on pousse de bas en haut en injectant
de haut en bas. L'eau pénètre dans le bassinet, non par
son orifice naturel ni par une ouverture linéaire comme
de l'autre côté, mais par un seul petit point qui ne dé-
passe pas la grosseur des points lacrymaux; en versant le
liquide dans la poche, il ne franchit point cet obstacle et
reste dans la poche.

Il résultait donc de ce double vice de conformation,

que l'urine, s'écoulant avec grand peine par l'uretère dans la vessie, devait dilater le bassinet et par suite les reins, d'où la formation de ces deux énormes poches qui les constituaient ; plus tard, l'effacement par compression et absorption de la substance rénale, et les accidents consécutifs. Le point de départ aurait donc été une altération congénitale ; le rétrécissement ou l'oblitération presque complète de l'uretère, et les autres altérations ne se seraient développées qu'à la suite, à mesure que la secrétion urinaire prenant plus d'activité, l'obstacle, à son écoulement, se faisait de plus en plus sentir. Telle fut l'opinion de M. Rayer à l'époque où cette observation fut recueillie ; et c'est pour ce motif que nous l'avons placée à côté d'autres faits dont l'interprétation ne laisse pas le moindre doute.

M. le professeur Moreau a montré l'année dernière à l'académie royale de médecine, les reins d'un fœtus, qui étaient le siége d'une altération presque semblable. On voit en outre, dans l'histoire abrégée de ce fait, la coïncidence déjà signalée entre la maladie du rein et l'oblitération de l'uretère.

Observation V. — Un fœtus, venu à huit mois et demi, mourut vingt-quatre heures après sa naissance, sans avoir offert d'autres symptômes qu'une grande somnolence. Son ventre, pendant la vie, était fort tuméfié. Les deux reins ont été trouvés entièrement convertis en une multitude de kystes d'un volume variable ; mais se rapprochant beaucoup de celui d'une cerise. Il ne reste plus de vestiges de la substance rénale. On dirait, à voir les organes, que chacun des lobules dont ils sont composés dans les premiers temps de la vie, est devenu un kyste ; cependant le nombre de ces derniers est beaucoup trop

considérable pour laisser admettre une pareille supposition. M. Moreau pense qu'ils sont le résultat de la distension des canaux tubuleux de l'organe. Celui du côté
gauche est du double plus volumineux que le droit,
son uretère est oblitéré ; du côté droit, l'uretère a été
enlevé.

On ne dit pas si l'accouchement fut laborieux et quels
moyens on dut employer pour le terminer ; il eut lieu à
huit mois et demi. Que ce soient les lobules de l'organe ou
ses canaux tubuleux distendus qui aient donné naissance
à ce volumineux assemblage de kystes multiples, peu im-
porte ; il est seulement constant que l'uretère se trouvait
oblitéré, sans doute à droite comme à gauche, bien que
l'état de ce canal du côté droit n'ait pas été indiqué, et il
est constant aussi qu'il n'y avait pas là véritable dégénérescence hydatique du rein, quoiqu'un examen superficiel
ait pu le faire supposer.

Ces faits, je pense, conduiraient à étudier avec une
grande attention l'état des reins auquel on a donné d'une
manière vague le nom de *reins hydropiques*, si déjà
M. Rayer n'avait observé et décrit avec soin chez l'adulte,
les kystes et les acéphalocystes du rein ('Atlas, 8e livraison).
D'après lui, les kystes des reins sont de petites vésicules
ou des poches accidentelles qui contiennent une matière
morbide ordinairement liquide, des acéphalocystes, ou
de l'urine plus ou moins altérée. La dégénérescence enkystée est très commune dans les reins (il n'en cite qu'un
cas chez le fœtus, voyez plus haut). Les kystes des reins
peuvent être suivant lui *simples*, *acéphalocystiques et urinaires*. D'après ce qu'il a observé, les kystes de la substance tubuleuse sont toujours très petits ; ce sont des
espèces de vésicules qui ne dépassent presque jamais le

volume d'un grain de chenevis, et qui contiennent ordinairement une matière séreuse ou gélatiniforme. La rétention d'urine dans le bassinet et l'uretère, par affection de la vessie ou de l'urètre, peut être cause de l'atrophie du rein et du développement d'un grand nombre de kystes séreux, c'est ce qui eut lieu chez le malade qui fait le sujet de la figure 3 (8e livraison, planche XXVI); et ce qui s'observe dans les reins de beaucoup de vieillards, avec cette différence que chez eux les kystes sont toujours plus isolés, moins nombreux ; le tissu rénal plus compact, plus solide, prête moins à la distension, et ses lobules se laissent difficilement séparer ; d'où le développement moins prononcé de ces kystes, et la résistance des lobules à l'envahissement des kystes. Il existe donc sous ce rapport une remarquable différence entre ce qui se passe chez les jeunes sujets et ce qu'on observe chez ceux avancés en âge.

J'arrive à la dégénérescence hydatique proprement dite. Deux observations en offriront chacune un exemple tranché et permettront d'établir les caractères qui la distinguent de l'affection hydatiforme que je viens de décrire.

Observation VI. — Dégénérescence hydatique des reins et du pancréas chez un fœtus. — Accouchement laborieux. — Embryotomie. — Rupture de l'utérus. — Mort. (Recueillie à la maternité de Lyon) (1).

Le 12 avril 1839, M. le docteur Nichet fut appelé dans l'après-midi dans la salle des filles en couches, auprès de Catherine Pozzi, âgée de vingt-trois ans, primipare, entrée à une heure du matin, ayant déjà les douleurs de

---

(1) Je dois les détails de cette observation intéressante à M. Nichet, chirurgien en chef de cet hôpital.

l'enfantement. La dilatation de l'orifice s'était faite avec lenteur, l'enfant s'était présenté par les fesses, le sacrum tourné à droite. Lorsque le chirurgien arriva auprès de cette fille, les cuisses de l'enfant étaient à la vulve depuis long-temps, et les tractions qu'on avait exercées sur elles n'avaient pu l'ébranler, retenu qu'il était par le ventre au détroit supérieur. La main droite introduite entre le bassin et l'enfant fit reconnaître que le ventre avait un volume énorme, et comme il était très mou, M. Nichet pensa qu'il y avait une ascite, et pratiqua au-dessous de l'ombilic, une ponction qui ne fit point sortir de liquide. La main portée plus haut, à la surface de la poitrine, constata un élargissement très considérable de cette cavité dans la direction autéro postérieure, tandis qu'elle avait perdu beaucoup de sa hauteur par le rapprochement des côtes. Un crochet aigu, appliqué dans un espace intercostal, ne put faire descendre le fœtus. On prit le parti de déchirer largement avec le doigt les parois thoracique et abdominale afin d'extraire le corps qui faisait obstacle, quelqu'il put être. En effet, le chirurgien saisit dans l'hypocondre droit d'abord, une masse bosselée faisant partie d'une autre plus volumineuse, qu'il retira en introduisant sa main une seconde fois ; alors le fœtus aminci n'éprouva plus de difficulté à descendre et à franchir les parties génitales externes. On fit immédiatement la délivrance.

Le fœtus flétri paraissait mort depuis long-temps, sa tête était petite, les membres, surtout les inférieurs, étaient très peu développés. M. Nichet éprouva d'abord quelque hésitation à déterminer quel avait été le siége primitif des deux grosses masses charnues qui occupaient l'abdomen, mais passant en revue les organes de cette cavité, il s'aperçut que les reins étaient absents et que ces tumeurs n'étaient autre chose que ces organes eux-mêmes énormément développés. En effet, le rein gauche, complètement arraché, avait encore le bassinet à son échancrure, le rein droit tenait encore par les vaisseaux et l'uretère. La forme générale de l'organe était conservée, mais chaque masse avait un volume triple d'un rein d'adulte et occupait tout l'espace compris entre la crête iliaque et le sommet de la poitrine, car le diaphragme avait été refoulé jusqu'aux premières côtes. Les côtes elles-mêmes, rapprochées jusqu'au contact, n'occupaient qu'un très petit espace et étaient renversées en haut.

Ces reins énormes, lisses et largement bosselés étaient enveloppés d'une tunique fibro-celluleuse, sorte de capsule très difficile à déchirer. Chaque lobe était séparé du lobe voisin par des cloisons celluleuses. Les espaces limités par ces cloisons étaient remplis par des vésicules à parois minces et transparentes, dont le volume variait depuis la grosseur d'une tête d'épingle jusqu'à celle d'un pois. Ces vésicules, pressées, tassées les unes sur les autres contenaient un liquide blanc, limpide, transparent qui jaillissait lorsqu'on faisait une piqûre aux parois. Si l'on déchirait la substance de l'organe, on voyait apparaître ces vésicules par myriades. Ainsi ces masses morbides n'étaient composées que de deux éléments : tissu cellulo-fibreux en filaments et en membranes, tissu vésiculaire. On n'a point découvert de traces des capsules surrénales.

Le pancréas conserve son volume normal ; mais il est transformé en vésicules comme les reins.

Le lendemain de l'accouchement cette fille a été prise des symptômes d'une violente péritonite à laquelle elle a succombé, le quatrième jour, malgré le traitement anti-phlogistique le plus énergique. Outre les altérations ordinaires de la péritonite, et une injection vive d'une assez grande étendue de la muqueuse du grand cul de sac de l'estomac, M. Nichet constata une rupture du vagin à son insertion à la matrice dans un tiers de sa circonférence et à gauche; cette dernière lésion est certainement l'effet des contractions prolongées de la matrice ; il y avait déjà quinze heures que cette fille était aux fortes douleurs lorsqu'il fut appelé auprès d'elle, et avant son arrivée, la sœur accoucheuse avait observé que lorsqu'on tirait sur les membres inférieurs de l'enfant, la malade poussait des cris et ressentait une vive douleur dans l'aine gauche. Le crochet aigu porté dans la matrice et appliqué sur la poitrine, a été constamment recouvert par la main ; son action paraissant insuffisante, on n'a pas insisté sur son emploi. Il a été retiré avec beaucoup de ménagements, et n'a pu par conséquent concourir à produire cette déchirure.

Voilà une lésion toute différente de celle signalée par Billard. Il ne s'agit plus de vésicules juxtà-posées communiquant les unes avec les autres, et toutes avec le bassinet. Ce ne sont plus les parties constituantes de la glande converties par la pression excentrique du fluide qui les distend en poches séreuses, mais de nouveaux corps ont apparu, ce sont des hydatides.

Remarquez l'énorme développement des deux reins malades, les viscères abdominaux refoulés et déplacés, les parois de la cavité qui les renferme considérablement dilatées; aussi l'accouchement est rendu laborieux comme dans les cas d'ascite. Une ponction faite dans cette supposition ne peut réduire les dimensions du fœtus, cela s'explique par la nature de l'hydropisie. Ce n'est pas seulement; en effet, un kyste multiloculaire, c'est une agglomération de vésicules qui a dilaté l'enveloppe fibreuse du rein; la même altération se voit des deux côtés; elle existe dans le pancréas, quoique moins avancée. Du reste aucune altération, ni arrêt de développement dans les autres organes.

Ce fait se rapproche singulièrement d'une observation rapportée par le docteur Oesterlen, de Murrhard (Wurtemberg), dans le *Neue Geitschrift für Geburtskunde*, 3e cahier, viiie volume (V. *Arch. de médecine*, avril 1841, page 501).

> *Observation VII. — Développement extraordinaire des reins chez un nouveau-né.—Accouchement rendu difficile.—Mort.—Autopsie de l'enfant.*

M. Oesterlen fut appelé en janvier 1840 près d'une femme en travail. Il trouva la tête du fœtus au delà de la vulve, mais le ventre n'avait pu se dégager malgré de vives douleurs. L'enfant était mort. Comme les contractions persistaient vives et énergiques, il se contenta d'exercer sur la partie du corps du fœtus qui se présentait quelques tractions qui suffirent pour terminer l'accouchement. L'examen de l'enfant, qui était une grosse fille à terme, permit de remarquer tout d'abord un notable développement de l'abdomen, surtout dans la région sous ombilicale. On ne put déterminer de fluctuation, et la percussion donnait partout un son mat. L'enfant pesait neuf livres. Sa longueur était ordinaire.

A l'ouverture de l'abdomen, on voit à droite et à gauche, une énorme tumeur obronde qui de chaque côté remplit l'excavation abdominale. Ces tumeurs que l'on reconnaît bientôt pour les reins sont enveloppées d'une membrane vasculaire, mince et transparente, ayant l'aspect d'une séreuse, et paraissant être aussi l'enveloppe que le péritoine fournit à ces deux organes. On ne trouve pas de trace de tissu adipeux. Au-dessous de cette première membrane, il en existe une deuxième, mince mais résistante, fibreuse et se laissant facilement détacher de la substance rénale ; c'est l'enveloppe propre. La surface externe des reins est unie, elle offre par place une couleur rouge, rose ou violette, au milieu de laquelle ressortent de toutes parts de petits grains ronds, d'une couleur plus foncée, gris-bleu. Ce sont de petites hydatides qui parsèment la substance rénale. Cette tumeur, comme il arrive aux reins des enfants, est subdivisée en tumeurs secondaires par des sillons superficiels. Les deux reins se ressemblaient parfaitement quant à l'aspect, la structure et la couleur. Leur longueur était de près de cinq pouces et demi ; leur largeur à la partie moyenne de quatre pouces, et l'épaisseur autéro-postérieure d'environ trois pouces. Chaque rein, débarrassé de son enveloppe et des capsules surrénales, pèse neuf onces. Leur forme est celle des reins ordinaires. Si l'on fait une incision à la convexité de ces masses jusqu'au milieu, on remarque sur toute la surface de l'incision, une quantité de petites vésicules isolées. Les plus petites ont un diamètre d'un quart de ligne ; elles avoisinent la substance corticale, les plus grandes ont jusqu'à deux lignes de diamètre, elles sont situées au centre, le plus grand nombre a trois quarts de ligne à une ligne. Elles sont, du reste, irrégulièrement entremêlées. La couleur de ces vésicules est claire, d'un gris perlé, et laisse deviner la transparence du liquide qu'elles renferment. Ces hydatides sont excessivement fines dans la substance papillaire. Elles sont sphériques, formées d'une membrane mince, renfermant un liquide terne et transparent. L'alcool, la coction ne troublent pas cette transparence, tout en donnant une couleur blanche à la membrane. A quelques-unes de ces vésicules sont accolées d'autres vésicules très-petites, et qui en paraissent indépendantes. Les calices, au nombre de sept à huit, sont développés, formés par une membrane épaisse et fibreuse. Les mamelons sont épais et saillants, mais séparés seulement les uns des autres par des sillons superficiels. Les bassinets sont petits en proportion du volume des reins et des calices. Ils contiennent un liquide aqueux, clair et communiquent avec les uretères. On ne trouve pas de trace des pyramides de Malpighi ou de Ferrein, non plus que des conduits de Bellini; tout a subi la transformation hydatique. Ces hydatides étaient réunies et maintenues par un tissu rougeâtre et filamenteux qui paraissait,être le rudiment du parenchyme rénal atrophié.

Les organes contenus dans l'abdomen avaient subi de notables déplacements et modifications par suite de ce développement considérable des reins.

Notons dans cette observation, indépendamment de l'altération anatomique des reins, l'obstacle momentané qu'ils apportèrent à l'accouchement; on n'eut pas besoin, comme chez la femme de la charité de Lyon, d'en venir à l'embryotomie, ni par conséquent de recourir à des manœuvres toujours fatales au fœtus et souvent funestes à la mère (à tel point que ce ne serait pas trop avancer que de soutenir que l'embryotomie n'est guère moins dangereuse pour la mère que l'opération césarienne). Il faut bien dire aussi que le volume des reins semble avoir été moins considérable, et partant l'obstacle à l'accouchement plus facile à surmonter.

Comme j'ai retrouvé dans la description du docteur Oesterlen tous les caractères des véritables acéphalocystes, je n'ai pas hésité à classer son observation parmi les exemples de dégénérescence hydatique du rein. Elle appartient à cette catégorie tout aussi bien que les faits observés chez l'adulte et dont je dirai quelques mots plus bas.

Je n'ai pas trouvé cette variété d'obstacles à l'accouchement provenant du fœtus, indiquée par les auteurs classiques de traités d'accouchement. **MM.** Martin jeune, Richard de Nancy, Bottex, Imbert, etc., qui, par leur pratique, font autorité en pareille matière, m'ont dit n'avoir rencontré jamais rien de semblable.

M. Oesterlen ne connait que six cas d'hypertrophie du rein qui ont été décrits par Heusinger, Meckel, Chaussier, et Sandifort (Observ. citée, *Gazette médicale*, 1840, pag. 794). Il ne dit pas s'il s'agissait d'une simple hypertrophie, ou d'une dégénérescence analogue à celle dont il rapporte lui-même un exemple ; comme il se borne à cette indication générale, je n'ai pas été à même de m'éclairer sur ce point.

Quant à ce qui regarde l'adulte, suivant **M.** **Rayer** (loc. cit.), l'acéphalocyste des reins est très rare chez l'homme, et assez commune chez d'autres animaux, surtout chez le mouton. Ordinairement chez l'homme, un des reins est seul affecté ; dans la cavité du kyste, les acéphalocystes sont presque toujours multiples. (*Acepha-locystes socialis vel prolifera.*) Dans les kystes des reins du mouton, les acéphalocystes sont presque toujours solitaires. Du reste, la marche des acéphalocystes est la même pour les reins que pour les autres organes ; les tissus s'atrophient, peuvent s'enflammer, etc., les kystes peuvent s'ouvrir chez l'homme dans le bassinet, ce qui n'aurait jamais lieu chez le mouton, suivant M. Rayer.

Portal (anat. méd.), Brodie (anat. path.), M. Cruveilhier (Dict. en 15 art. *acéphalocystes* et anat path.), ont parlé des hydatides du rein chez l'adulte, et ont montré l'analogie qu'il y avait entr'elles et la même altération dans d'autres organes. Je renvoie à leurs ouvrages pour l'histoire générale de cette affection, n'y trouvant rien de relatif à la même maladie étudiée chez le fœtus. On verra le rapport qui existe entre cette lésion observée chez l'adulte, et en même temps la justification des deux catégories que j'ai admises, sans que je prétende y faire rentrer tous les cas, tous ceux surtout observés à une époque plus avancée de la vie.

Il reste donc prouvé par des faits :

1º Que les reins peuvent être chez le fœtus, le siége de la dégénérescence hydatique ou hydatiforme.

2º Que la dégénérescence hydatiforme ou hydronéphrose (Rayer) est ordinairement le résultat d'un vice de conformation de l'urètre, ou de l'uretère.

3º Qu'un des caractères extérieurs de cette altération est l'augmentation considérable de volume du rein malade.

4º Que cet accroissement est cependant moins marqué que dans la dégénérescence hydatique.

5º L'accouchement peut être rendu laborieux par suite de ce développement extraordinaire des reins chez le fœtus, et réclamer même la perforation du ventre de l'enfant, l'arrachement des tumeurs, etc. (Observ. vi), la simple ponction indiquée dans les cas d'ascite demeurant insuffisante.

6º Cependant comme il est impossible à *priori* de reconnaître si le volume exagéré de l'abdomen est du à une simple ascite, ou à la dégénérescence des reins, on devra essayer d'abord la ponction, quitte à recourir plus tard à la perforation plus large de l'abdomen, et à l'extraction des tumeurs qui le remplissent.

7° Il faut donc ajouter un nouveau paragraphe au chapitre des dystocies par le fœtus, une variété fort importante aux tumeurs qui forment obstacle à l'accouchement et que les auteurs n'ont considérées qu'autant qu'elles s'étaient développées à l'extérieur.

C'est à ces différents titres, indépendamment de l'intérêt qu'elle offre au point de vue de l'anatomie pathologique, de l'histoire des arrêts de développement et des vices de conformation, que j'ai pensé que la dégénérescence hydatique ou hydatiforme des reins chez le fœtus, pourrait, même aujourd'hui, avec ce petit nombre de faits, être décrite d'une manière générale, sans rien préjuger de ce qu'une observation plus étendue, et dès lors plus complète pourra nous apprendre par la suite.

www.ingramcontent.com/pod-product-compliance
Lightning Source LLC
Chambersburg PA
CBHW071301130726
47998CB00003B/1286